血管通路维护实践与指导

主编 许秀君 沈华娟

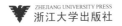
ZHEJIANG UNIVERSITY PRESS
浙江大学出版社

图书在版编目（CIP）数据

血管通路维护实践与指导/许秀君，沈华娟主编
. -- 杭州：浙江大学出版社，2022.3（2025.1重印）
ISBN 978-7-308-22343-0

Ⅰ.①血… Ⅱ.①许…②沈… Ⅲ.①血液透析
Ⅳ.①R459.5

中国版本图书馆CIP数据核字（2022）第014926号

血管通路维护实践与指导

许秀君　沈华娟　主编

责任编辑	张　鸽（zgzup@zju.edu.cn）
责任校对	季　峥
封面设计	续设计–黄晓意
出版发行	浙江大学出版社
	（杭州市天目山路148号　邮政编码：310007）
	（网址：http://www.zjupress.com）
排　版	浙江时代出版服务有限公司
印　刷	浙江省邮电印刷股份有限公司
开　本	787mm×1092mm　1/32
印　张	3
字　数	60千
版 印 次	2022年3月第1版　2025年1月第2次印刷
书　号	ISBN 978-7-308-22343-0
定　价	32.00元

《血管通路维护实践与指导》
编委会

主　　审：何　强

主　　编：许秀君　沈华娟

副 主 编：董永泽　贾艳清

编　　委：（按姓氏笔画排序）

　　　　　马宇强　王丽英　叶志英　吕伟丽

　　　　　朱竹薇　庄丹凤　刘燕娜　李一文

　　　　　沈晓刚　陈燕芳　林　波　金　露

　　　　　周方丽　周美玲　胡　霄　钟　琦

　　　　　姜红芳　姚　泽　诸徐涓　屠秋娣

前　言

　　终末期肾病是由慢性肾脏病发展而来的，其作为一种临床常见慢性病，严重威胁患者的身心健康，且由于年龄、糖尿病、高血压等因素的影响，终末期肾病的发病率仍在逐年上升。目前，针对终末期肾病的治疗方法主要有血液透析、腹膜透析和肾移植等。随着医保政策的完善，血液透析凭借操作性强、安全性高等特点已经发展成为终末期肾病应用最广泛的治疗方法之一。

　　对于医院及患者而言，血液透析的质量十分重要。而作为血液透析患者的"生命线"，血管通路的维护不仅影响医疗支出水平，而且对患者的生命质量至关重要。浙江省人民医院肾脏病科血液净化中心是浙江省血液透析专科护士培训基地，在临床实践中积累了丰富的经验。因此，为提高血液净化护理质量，加强血管通路的规范化管理，本着"以患者为中心"的原则，该中心特组织血液透析血管通路管理组编写了《血管通路维护实践与指导》，通过详细讲解血管通路基础知识、自体动静脉内瘘、中心静脉导管、移植血管动静脉内瘘、经皮腔内血管成形术、血管通路相关使用工具等内容，深入介绍血管通路维护基础知识及专业技能，以期实现血液透析血管通路的同质化管理，为临床实践的标准化、规范化、专业化发展奠定基础，最终提高患者满意度。

本手册在编写和出版过程中得到了何强教授的大力支持，得到了浙江省人民医院院内重点学科肾脏病科及浙江省公益技术应用研究项目（LGF19H050005）的经费资助。在此，一并表示衷心的感谢！

本手册主要为血液透析从业人员的临床实践提供参考，因为相关知识一直在不断更新，所以难免会存在不足。若有疏漏之处，欢迎读者批评指正。

许秀君　沈华娟

2022 年 1 月

目　录

第一部分
血管通路基础知识

※ 1. 血管通路比例及初始通路失败率

分　类	具体内容
血管通路比例	・自体动静脉内瘘（autogenous arteriovenous fistula, AVF）＞ 80% ・移植物动静脉内瘘（arteriovenous graft, AVG）＞ 10% ・带隧道带涤纶套导管（tunnel-cuffed catheter, TCC，隧道式导管或长期透析导管）＜ 10%
不同部位或构型初始通路失败率	・前臂直型移植物＜ 15% ・前臂袢型移植物＜ 10% ・上臂移植物＜ 5%

※ 2. 动静脉内瘘类型和位置的选择

分　类	具体内容
类型选择	・首选 AVF，其次 AVG
位置选择	・先上肢，后下肢 ・先远端，后近端 ・先非惯用侧，后惯用侧

续表

分　类	具体内容
上肢动静脉内瘘 优先次序	AVF（直接 A-V 吻合、V 转位、V 移位） · 腕部自体内瘘（桡 A-头 V，贵要 A-尺 V） · 前臂转位内瘘（桡 A-贵要 V，肱 A-贵要 V，肱 A-头 V 转位） · 肘部自体内瘘（肱 A-头 V，肱 A-肘正中 V，肱 A-贵要 V） AVG · 前臂血管耗竭：选择前臂 AVG(袢型优于直型) 或上臂任意类型* · 上肢血管耗竭：考虑选择躯干 AVG、下肢 AVF 或 AVG

注：*建议先行前臂 AVG，有助于增加上臂静脉口径，提高后续建立上臂 AVF 的成功率，并在建立上臂 AVF 或者使用长期导管前多提供 1～3 年的血液透析通路。

※ 3. 血管通路并发症和通畅性

分　类	具体内容
AVF	· 内瘘血栓形成：低于 0.25 次 / 患者年 · 内瘘感染发生率：低于 1% · 内瘘寿命：至少 3 年
AVG	· 移植物血栓：低于 0.5 次 / 患者年 · 移植物感染：发生率不超过 10% · 移植物寿命：至少 2 年 · 移植物经皮腔内血管成形术（percutaneous transluminal angioplasty, PTA）术后寿命：至少 4 个月

学习笔记

学习笔记

第二部分

自体动静脉内瘘

血透动静脉内瘘术指将患者的动脉和邻近的静脉吻合，使动脉血直接分流入静脉，形成一个自体动静脉内瘘（AVF）。AVF 是维持性

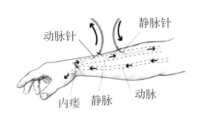

血液透析（maintenance hemodialysis，MHD）患者常用的血管通路，能为血液透析治疗提供充足的血液，是 MHD 患者的"生命线"。

※ 1. 术前血管的保护

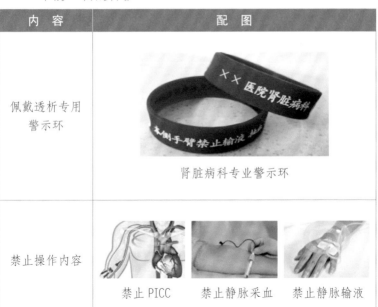

内　容	配　图
佩戴透析专用警示环	肾脏病科专业警示环
禁止操作内容	禁止 PICC　　禁止静脉采血　　禁止静脉输液

对于有慢性肾脏病（chronic kidney disease，CKD）风险并且将来可能需要血液透析（hemodialysis，HD）的患者来说，保护前臂血管资源很重要。

尽可能避免静脉置管，以及在任意一侧头、贵要和肘前静脉进行穿刺。

避免在上肢静脉留置套管针，避免在锁骨下静脉置管或经外周静脉置入的中心静脉导管（peripherally inserted central catheter，PICC）等。

如果必须静脉置管，可考虑手背静脉，以避免前臂和上臂静脉血栓性静脉炎。尽量在最远端建立 AVF，最大化保留可用静脉数量。

※ 2. AVF术前准备

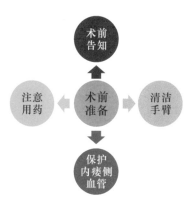

※ 3. AVF术后注意事项

分　类	具体内容
抬高术侧肢体	・软枕头 ・角度 30°，略高于心脏位置
术侧肢体保护	・避免暴露于过热或过冷环境 ・衣袖宽松 ・包扎松紧适度 ・勿受压
保持手术创面	・清洁干燥 ・预防感染
监测观察	・手术部位有无出血 ・血压、心率、心律是否有变化，避免低血压的发生 ・是否存在胸闷、心悸 ・密切观察，包括视诊、触诊、听诊血管情况，以防血栓形成
内瘘侧肢体禁止操作	・量血压 ・输血 ・输液 ・采血
AVF 常规评估	・视诊：血管走行，是否存在迂曲、扩张、塌陷、局部淤青红肿；手臂、手指末梢血供情况；肩颈、胸壁等是否存在浅表血管扩张 ・触诊：血管粗细、张力、搏动强弱、震颤强度与范围 ・听诊：内瘘（流入段、瘘体、流出段）杂音连续性 ・问诊：手臂有无发凉、发麻、胀痛

续表

分 类	具体内容
术后内瘘 侧肢体活动	· 指关节活动：术后 24 小时视情况而定 · 手捏压海绵球：循序渐进
术后拆线	· 常规不可吸收缝线：10～14 天拆线 · 可吸收缝线：可不拆线
术后内瘘 启用判断	· 术后 4～6 周：门诊随访 · 术后 8～12 周：根据内瘘成熟情况，由专职人员评估

※ 4. AVF日常维护

分 类	具体内容
每日检查	· 血管震颤、杂音是否正常 · 有无瘘口疼痛、局部红肿热痛、穿刺点渗血
禁止操作内容	 禁止 PICC　　　禁止静脉采血　　　禁止静脉输液
内瘘血管保护	· 减少暴露 · 衣物不宜过紧 · 不能压迫内瘘侧肢体（不能枕垫在头下） · 避免意外摩擦及碰撞 · 不能用暴力 · 不能提大于 2 千克的重物 · 切忌重体力劳动

分　类	具体内容
透析前后注意事项	·透析前用肥皂清洁内瘘侧手臂 ·透析后24小时内切勿污染或浸湿内瘘皮肤穿刺点 ·透析24小时后再热敷，热敷温度在40℃左右 ·多磺酸黏多糖乳膏的使用：在血管走行上方涂抹，用拇指做环状按摩，避开内瘘穿刺点；如有穿刺点出血或血肿，须先加压止血，待止血24小时后再热敷

※ 5. 动静脉内瘘成熟评估及启用流程

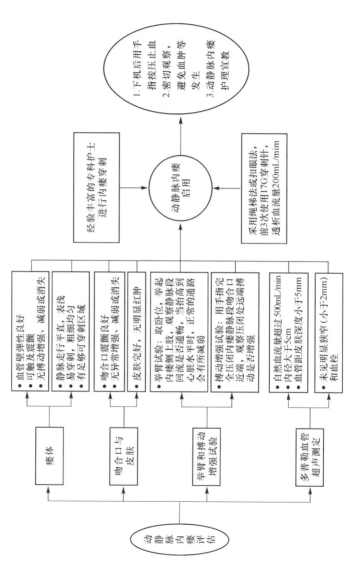

注：启用时由责任护士进行内瘘穿刺知情告知。

※ 6. 动静脉内瘘1分钟物理检查

分 类	正常表现	检查内容
视诊	· 内瘘血管走行：自然平直，粗细均匀，有长段可供穿刺的血管，无迂曲、塌陷、无假性动脉瘤形成 · 皮肤：无红肿、破溃、硬结等 · 手部血运：良好，无静脉曲张、搏动、逆流 · 肩颈、胸壁部血管：无曲张	· 观察内瘘瘘体段及流出段血管直径、走行 · 是否存在较多侧支，有无可供穿刺的血管 · 是否存在血管的局部扩张、瘤样扩张，或者局部血管迂曲、塌陷 · 局部是否存在皮肤红肿、破溃、硬结等感染表现 · 观察内瘘侧手的甲床、手指、掌背部颜色 · 有无苍白、肿胀、静脉曲张等表现，判断血运是否良好 · 注意肩颈、胸壁、颜面部是否存在浅表血管扩张，有无颜面部肿胀
触诊	· 吻合口及瘘体：可触及明显震颤，并向近心端逐渐减弱 · 血管张力：不高，可压陷，无局部搏动增强或减弱 · 内瘘侧上肢：无肿胀 · 双手：皮温、握力、活动度相同	· 应用手指指腹依次触摸流入段、瘘体与流出段，感觉血管的粗细、张力，搏动的强弱，震颤的强度及范围等 · 判断血管张力是否正常，是否存在局部搏动增强或"水冲脉"，有无局部血管塌陷、变细 · 动脉吻合口及瘘体段是否存在震颤，以及有无震颤减弱或局部增强 · 了解有无皮温增高或上肢肿胀 · 比较双手的皮温、握力、活动度是否相同

续表

分　类	正常表现	检查内容
听诊	·收缩期与舒张期并存的双期、低调、持续的杂音 ·杂音强度以吻合口最强，向近心端逐渐减弱	·通过辨别内瘘处杂音性质以及杂音分期来评价内瘘的情况 ·注意杂音的音调、分期和连续性 ·依次听诊流入段、瘘体及流出段
搏动增强试验	主要用于判断内瘘流入段血管功能	用手指完全压闭内瘘静脉段吻合口近心端，观察压闭处远端搏动是否增强。远心端搏动明显增强，提示供血动脉血流量充足，动脉及吻合口无明显狭窄
举臂试验	评估瘘体、流出段、中心静脉段血管狭窄	患者取卧位，举起内瘘侧上肢，静脉段回流通畅。当上肢抬高到心脏水平时，正常的通路会有所塌陷

※ 7. 动静脉内瘘物理检查及异常表现

物理检查	正常	流出道狭窄	流入道狭窄	中心静脉狭窄	流出道、流入道狭窄并存
震颤	• 持续	• 狭窄处增强 • 严重时不连续	• 不连续 • 严重时震颤消失	• 表现不一	• 不连续 • 严重时震颤消失
搏动	• 弹性良好，可压瘪	• 搏动增强	• 搏动减弱	• 表现不一	• 弹性良好，可压瘪
通路流量	• 良好	• 下降	• 下降	• 表现不一	• 下降
搏动增强试验	• 正常	• 搏动增强	• 无搏动增强表现	• 搏动增强	• 无搏动增强表现
举臂试验	• 正常	• 无塌陷	• 正常或显著塌陷	• 无塌陷	• 无塌陷
临床表现	• 穿刺区域充足 • 透析后止血时间正常	• 静脉压升高 • 透析后止血时间延长	• 穿刺困难 • 动脉压压力值增加	• 内瘘侧肢体水肿，可伴有颜面部、颈部、胸前壁水肿，胸壁可见静脉曲张	——

※ 8. 动静脉内瘘常见并发症

并发症	定义	主要症状	处理（保守治疗/外科手术处理）
动脉瘤	• AVF在内瘘手术后数月或数年发生扩张，伴有搏动，瘤壁含血管壁全层。瘤体内径常超过相邻正常血管内径的3倍，且内径＞2cm • 动脉瘤可发生于吻合口、穿刺部位、非穿刺部位的静脉流出道甚至血管全程	• 皮肤受损变薄、破溃、感染、疼痛 • 继发血栓形成影响内瘘血流量 • 静脉压增高 • 穿刺区域受限 • 手部出现缺血症状 • 出现高心排血量心力衰竭等	• 需参患瘤体大小及破裂风险：对瘤体小于3cm或无破裂风险者，可严密观察，避免穿刺，佩戴护腕。对瘤体大于3cm或有破裂风险者，可结合自身血管条件选择处理方法 • 吻合口部位：推荐外科手术重建 • 穿刺部位：外科手术包括切除瘤的部分血管并在狭窄部位补片，切除瘤体后邻近静脉吻合，切除瘤后间置人工血管或自体血管 • 非穿刺部位的静脉流出道：如合并狭窄，可首选PTA；弹性回缩时行支架置入；再狭窄时行外科手术治疗

续表

并发症	定 义	主 要 症 状	处 理（保守治疗/外科手术处理）
假性动脉瘤	• AVG由于穿刺出血，在血管周围形成血肿，与内瘘血管相通，伴有搏动。瘤壁是血肿机化后形成的纤维壁	• 瘤体大于正常移植物内径的2倍，或不断增大，有破裂风险 • 穿刺范围受限 • 威胁被覆皮肤存活 • 临床症状明显（如疼痛或震颤搏动感） • 继发感染	• 保守治疗，如避免穿刺，佩戴护腕 • 外科处理，如切除受累段并间置人工血管，放置覆膜支架等
透析通路相关性肢端缺血综合征	• AVF建立后，局部血流动力学发生变化，造成远端肢体供血减少，出现缺血性改变的一组临床综合征。根据临床缺血程度分为4级。I级：手部血供苍白、发绀和（或）发凉，但无疼痛感觉。II级：运动和（或）透析时上述症状加重伴疼痛。III级：静息痛。IV级：肢体出现溃疡、坏死、坏疽等组织缺失表现	• 肢体发凉、苍白、麻木、疼痛等症状，严重者可出现坏死 • CDU、CTA、DSA、内瘘限流后血供改善情况、指肱指数（DBI＜0.6）等可用于客观评价透析通路相关性肢端缺血综合征（hemodialysis access induced distal ischemia, HAIDI）	• 对于症状较轻者，临床分级或为I级或II级，可采取手部保暖、功能锻炼等方法及改善血液循环的药物治疗 • 对于缺血症状严重者，临床分级为III级及IV级，可采取手术治疗

2

续表

并发症	定 义	主要症状	处理（保守治疗/外科手术处理）
血清肿	• 无菌性血清样体液聚集在人造血管周围，液体外周由无分泌性纤维组织假性包膜包裹	• 好发部位在动脉吻合口 	• 可以保守治疗（局部持续加压包扎等），不建议穿刺放液、包膜切除 • 对保守治疗无效者，需同时处理发生肿胀有生物蛋白胶的人工血管，可采取的方法有生物蛋白胶或医用胶局部涂抹、跨越血清肿人工血管搭桥

※ 9. 动静脉内瘘穿刺失败处理

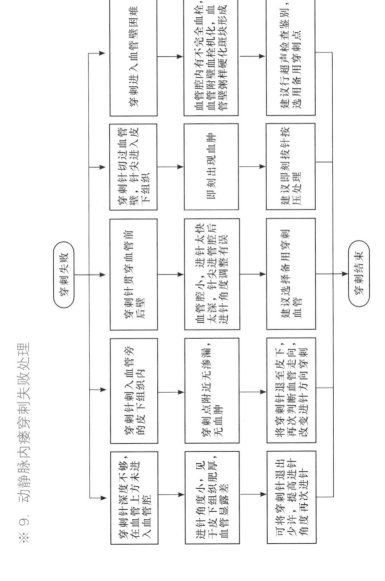

穿刺失败

穿刺针深度不够，在血管上方未进入血管腔 → 进针角度小，见于皮下组织肥厚，血管显露差 → 可将穿刺针退出少许，提高进针角度再次进针

穿刺针刺入血管旁的皮下组织内 → 穿刺点附近无渗漏，无血血肿 → 将穿刺针退至皮下，再次判断血管走向，改变进针方向再次穿刺

穿刺针贯穿血管前后壁 → 血管腔小，进针太快太深，针头进管腔后进针角度调整有误 → 建议选择备用血管

穿刺针切过血管壁，针尖进入皮下组织 → 即刻出现血肿 → 建议即刻拔针按压处理

穿刺进入血管壁困难 → 血管腔内有不完全血栓，血管附壁血栓机化，血管壁粥样硬化斑块形成 → 建议行超声检查鉴别，选用备用穿刺点

穿刺结束

※ 10. 动静脉内瘘穿刺血肿形成及穿刺困难处理流程

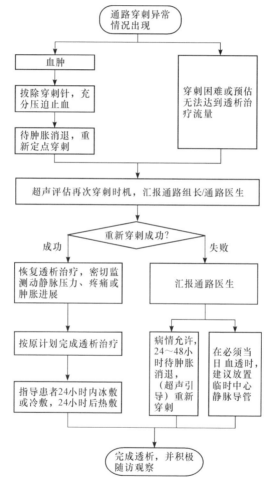

注：下机后若遇到压迫不当引起的渗血，则应重新判断按压位置，予以调整；压力过大时，可嘱患者抬高手臂，重新压迫穿刺点。

※ 11. AVF/AVG使用评估表

项 目	得 分
无任何表现	0 分
在狭窄区域听到高调音	1 分
静脉压 > 160mmHg； 或超过平时静脉压 50mmHg 以上	AVF，1 分；AVG，3 分
明显的狭窄区域	AVF，2 分；AVG，3 分
止血时间延长	2 分
朝向吻合口的穿刺，血流量不足	5 分
动脉压下降	1 分
震颤减弱	AVF，2 分；AVG，3 分
内瘘侧肿胀	1 分

注：总分超过 3 分为高危，需汇报通路护士，医生行超声、造影检查或考虑 PTA 治疗。

※ 12. 动静脉内瘘血栓形成后的溶栓处理

分 类	具体内容
溶栓时机	·血管内瘘溶栓时机：内瘘栓塞 6 小时——溶栓黄金时间 ·最多不超过 72 小时 ·72 小时以上不建议单独采取局部尿激酶溶栓治疗
溶栓适应证	·动静脉内瘘通路内急性血栓形成 ·彩色多普勒超声检查排除血管严重钙化引起的闭塞

续表

分　类	具体内容
溶栓禁忌证	・近期活动性出血，存在黑便、血尿、痔疮出血等 ・手术后，消化性溃疡或出血，严重颅内出血 ・内瘘术后 2 周内 ・近期拟进行手术治疗、有创检查 ・对尿激酶药物过敏 ・内瘘血栓形成部位存在巨大的动脉瘤；存在严重的栓塞风险 ・内瘘血栓形成部位存在严重感染 ・内瘘流出道严重狭窄（内瘘直径＜ 0.25cm）
术前评估	・了解病史、血管通路使用情况，基线评估、日常评估及动态评估的结果（透析血流量，动、静脉压，超声报告），通路既往史。内瘘功能不良原因、时间。透析中、后血压，内瘘拔针后压迫时间和压迫力度等 ・物理评估：视诊内瘘堵塞的位置，触诊内瘘震颤消失或只有搏动，听诊内瘘杂音消失 ・辅助检查：超声下明确动静脉内瘘血栓堵塞部位、血栓大小、长度，是否存在血管结构性异常（动脉瘤、血管狭窄、血管钙化）等 ・评估近期的化验结果，如血常规、生化八项和凝血指标，并再次抽血检测 ・评估患者有无心脏手术、起搏器植入手术病史等 ・告知患者及家属内瘘溶栓风险，并签署溶栓知情同意书

分 类	具体内容
溶栓方法一	（1）皮下注射低分子肝素 4000～5000U，连续 3 天 （2）5mL 注射器＋0.9% 氯化钠注射液连接 5 号头皮针。超声引导下选择近动脉吻合口端血管或血栓形成起始部位进针，以 30°～45° 角穿刺，针尖斜面向上，顺着血流方向进针，针尖抵达血栓部位 （3）尿激酶 10 万 U＋0.9% 氯化钠注射液 5mL，脉冲推注，15 分钟完成。局部保暖、理疗、按摩，15 分钟后重复推注，方法同前 （4）超声下判断内瘘溶栓情况，遵医嘱推荐尿激酶使用剂量为 30 万～50 万 U，每 15 分钟评估一次内瘘。每日用量不超过 100 万 U
溶栓方法二	（1）步骤同前 （2）步骤同前 （3）尿激酶 20 万 U＋0.9% 氯化钠注射液 10mL（浓度为 2 万 U/mL），连接延长管＋微量泵输注 2～4 小时。注药后每 15 分钟评估一次内瘘。每日用量不超过 100 万 U
溶栓方法三	当血栓长度超过 5cm 时，采用双针法局部尿激酶溶栓术 （1）步骤同前 （2）血栓中段穿刺（逆血流或顺血流方向进针）＋动脉吻合口动脉端或血栓前端处穿刺（顺血流方向进针） （3）步骤同前

续表

分　类	具体内容
观察要点	·心电监护，备好急救药品和器材 ·每15分钟观察内瘘震颤是否恢复，听诊内瘘杂音 ·观察内瘘穿刺部位是否有出血、内渗、肿胀、水疱等 ·询问患者是否伴有疼痛、胸闷、呼吸困难 ·评估患者牙龈、鼻腔是否有出血 ·溶栓2小时和溶栓结束进行超声检查，评估溶栓效果，判断内瘘中血流是否通畅，测量血流量等内瘘重要参数 ·观察常见并发症：内瘘侧手臂疼痛、肿胀；皮下瘀血、血肿、水疱；出血；尿激酶药物过敏；栓塞
溶栓成功	·内瘘溶栓后数小时内听诊闻及杂音，触诊震颤恢复 ·个别患者溶栓后不能马上恢复血流；观察0～24小时后，听诊闻及杂音，触诊震颤恢复 ·彩色多普勒超声检查提示内瘘血管中有连续血流通过，血栓明显减少或消失 ·溶栓后可以完成一次透析治疗，血流达到180mL/min以上
溶栓失败	·尿激酶泵入完毕仍未通，内瘘仍未闻及血管杂音，内瘘超声检查未见连续血流通过 ·若连续2天尿激酶药物溶栓治疗无效，则停止溶栓 ·内瘘处可闻及血管杂音，血管超声有连续血流通过，但透析时内瘘血流在150mL/min以下

学习笔记

学习笔记

第三部分
血液透析用中心静脉导管

血透导管是血液透析血管通路之一，分为无隧道和涤纶套的透析导管（non-cuffed catheter，NCC）、带隧道和涤纶套的透析导管（tunneled-cuffed catheter，TCC），包括颈内静脉置管、股静脉置管和锁骨下静脉置管。

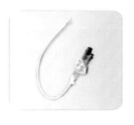 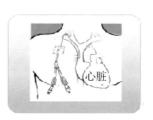

TCC　　　　　　　　　　TCC解剖示意

TCC是为动静脉内瘘尚未启用、心功能衰竭不能耐受AVF、自身血管条件差、肾移植前过渡血透患者提供的血管通路，是一种安全、有效、能快速建立的血管通路方法。

中心静脉留置导管的常见并发症有导管相关性感染、导管功能不良和导管留置造成的相关血管狭窄。长期血透患者若自身血管条件允许，尽量以AVF为主，应选择合适时机提早建立AVF。

※ 1. 血液透析用中心静脉导管分类

分　类	颈内静脉 NCC	股静脉 NCC
留置时间	· 原则上使用不得超过 4 周 · 若预计需要留置 4 周以上，应采用 TCC	· 原则上使用不超过 1 周 · 长期卧床可视情况延长至 2～4 周
长度选择 （导管体内长度）	· 右颈内静脉选择 15cm	· 选择 20cm 以上

分　类	颈内静脉 TCC	股静脉 TCC
留置时间	· 医生根据患者具体情况确定	· 医生根据患者具体情况确定
长度选择 （导管全长）	· 右颈内静脉选择 36cm	· 选择 45～50cm 及以上

※ 2. 血液透析用中心静脉导管日常维护

分 类	具体内容
淋 浴	· 1个月内，不宜淋浴 · 1个月后，淋浴时应用敷料将留置导管及皮肤出口处密封，以免淋湿后感染。敷料若被浸湿，应及时更换
卫 生	· 保持穿刺口周围皮肤清洁、干燥，防止周围皮肤感染 · 如隧道口渗出，可用消毒棉签纱布清洁
穿 衣	· 透析日穿低领衣服 · 穿脱衣服避免拉扯导管
活 动	· 颈部静脉留置导管者，头部不宜剧烈转动，以防留置导管滑脱；一旦导管滑脱，应立即压迫止血并及时至医院处理 · 股静脉留置导管者患侧下肢不得弯曲超过90°，不宜过多起床活动，并要保持会阴部清洁
卧 位	· 休息时取平卧位或导管对侧卧位，以防止血液倒流堵塞导管
监 测	· 每日测量体温，若局部出现红、肿、热、痛等现象，应立即就诊，以防感染扩散 · 观察创口处有无出血，如有出血，可局部压迫止血，并及时就诊
固 定	· 防止扭曲、滑脱 · 避免牵拉、挤压
禁 忌	· 避免用导管输液、输血、采血，如有紧急情况而必须使用，则要做好消毒和封管

※ 3. 血液透析用中心静脉导管感染高危评估表

项 目	分条目	分 值	评 分
导管功能	·住院后尿激酶泵入	4	
	·抽出血栓 / 频繁反接	3	
	·出血不畅 / 流量不足	2	
留置时间	·无隧道导管留置时间超过 1 个月	2	
感染病史	·近期管路感染或发热病史	5	
导管类型	·无隧道导管 / 带隧道导管	3/2	
导管部位	·颈内 / 股静脉	2/4	
手术方式	·原位更换导管	5	
	·介入手术调管	3	
年龄 / 糖尿病史	·70 岁以上 / 有糖尿病	2/2	
总分			

注：Ⅰ度评分 10 ～ 12 分，有发生导管感染的可能；Ⅱ度评分 13 ～ 16 分，容易发生导管感染；Ⅲ度评分 > 16 分，随时会发生导管感染。

※ 4. 血液透析用中心静脉导管固定维护

导管类型	敷贴类型	操作步骤	配　图
无隧道无涤纶套导管 带隧道带涤纶套导管	3M敷贴	·消毒待干 ·无菌纱布交叉叠住固定 ·敷贴中心对准导管出口，无张力粘贴 ·边压边框，边按压，切忌胶布粘贴外延管	
	A上机包内敷贴	·消毒待干 ·以导管出口处为中心粘贴，边压边框，边按压 ·用两条胶布粘贴固定导管分叉头平齐，切忌胶布粘贴外延管	
	B无纺布敷贴		

3

※ 5. 血液透析用中心静脉导管清洁维护

分　类	具体内容	配　图
物品准备	· 无菌纱布、注射器、头皮针、3%过氧化氢溶液、专用棉签、一次性手套	
操作步骤	· 将无菌纱布垫在导管下 · 清洁步骤：分叉头正面→两侧耳朵正反面→分叉头反面→导管夹子6个三角形处→夹子内侧面→夹子正面纹理处→外延管 · 动作轻柔，避免拉扯	

※ 6. 血液透析用中心静脉导管出口及隧道感染的处理

分　类	具体内容
准备用物	·5mL针筒2个、头皮针2个、换药盘2只、无菌敷贴1张、纱布若干 ·5%碘伏、3%过氧化氢溶液 ·0.9%氯化钠注射液 ·莫匹罗星软膏
处理方法	·局部用碘伏消毒，用无菌棉签清除出口内分泌物 ·感染部位用3%过氧化氢溶液冲洗 ·清洁后用0.9%氯化钠注射液冲洗，碘伏消毒，待干 ·局部涂敷抗菌药物软膏（莫匹罗星软膏） ·用无菌纱布缠绕导管口，并用无菌自粘敷贴覆盖包扎固定导管 ·向患者做好相关的健康教育，并交代注意事项 ·经上述处理后，若无明显改善，且伴有发热等，则须拔除导管，或暂时更换通路
特殊处理	·测量体温，评估局部有无异物及肉芽增生、导管相关感染全身症状 ·若局部有脓液分泌物，用无菌咽拭子采取并送细菌培养，汇报医生，必要时全身用抗菌药物 ·若有炎性肉芽增生，局部可以用硝酸银烧灼 ·若炎性肉芽较大，则须用手术方法连底部彻底切除

※ 7. 血液透析导管封管液的使用管理

（1）血透导管常用封管的抗生素药物配比

封管液类型	封管液浓度	溶质规格
万古霉素	5mg/mL	500mg/支
头孢唑啉	10mg/mL	500mg/支
庆大霉素	4mg/mL	2mL：0.04g
阿米卡星	25mg/mL	2mL：0.2g

注：上述封管液统一使用1000U/mL普通肝素溶液作为溶剂进行配制

（2）血透导管尿激酶溶栓、封管液配比

类　型	药物与浓度	处　理
透析前溶栓	尿激酶 20000U/mL	·导管内保持20～30分钟仍不通畅时，重复上述步骤；或者保留10分钟后每隔3～5分钟轻轻推注尿激酶溶液0.3mL直至通畅
透析结束后	尿激酶 10000U/mL	·肝素尿激酶混合液（容量比例1:1） ·肝素浓度通常为1000U/mL
	组织纤溶酶原激活物 1～2mg/mL	·根据药品说明书处理
反复发生血栓和流量不畅通	尿激酶 5000U/mL	·经透析导管用微量泵以2～4mL/h缓慢推注 ·持续时间至少6小时

（3）血透导管常用封管液配置流程

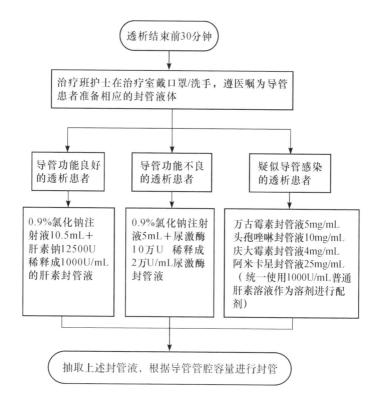

学习笔记

学习笔记

第四部分

移植血管动静脉内瘘

※ 1. 移植血管的适应证和禁忌证

分 类	具体内容
适应证	・由于反复制作内瘘使上肢动静脉血管耗竭 ・上肢血管纤细不能制作自体内瘘 ・因糖尿病、周围血管病变、银屑病等导致上肢自身血管严重破坏 ・原有内瘘血管瘤或狭窄切除后需用移植血管搭桥
禁忌证	・四肢近段大静脉或中心静脉存在严重狭窄、明显血栓

※ 2. 移植血管的方法及注意事项

注意事项	具体内容
血管移植部位	优先级：非惯用侧上肢前臂＞惯用侧上肢前臂＞非惯用侧上肢上臂＞惯用侧上肢上臂＞下肢大腿
常用配对 A-V	・前臂：肱动脉与头静脉、贵要静脉或正中静脉 ・下肢股部：股浅动脉与股浅静脉 ・临床上大多应用袢式 U 形

续表

注意事项	具体内容
穿刺时机	·术后 1 个月，血清肿消去
物理检查	·视诊：血管走行、皮肤血运、皮温、肩颈胸壁血管等 ·触诊：有无明显震颤音，若只能触及搏动或震颤明显减弱，应提高警惕 ·听诊：有无明显血流杂音，依次听诊流入段、瘘体及流出段
AVG 绳梯法穿刺计划制订	·手术记录、穿刺图制定、穿刺记录
下机后压迫止血	·新 AVG(前 3～5 次)穿刺下机后，家属或护士用大拇指、食指、中指手压，按压力度以不出血且能够听及血管杂音/触及血管震颤为宜 ·AVG 穿刺使用下机后用胶布固定，提前准备好固定胶布与棉球，交叉固定且施加一定力度 ·嘱患者 10～15 分钟适当放松红蓝绑带，要注意观察有无出血。20～30 分钟解除红蓝绑带，如观察到仍有出血，则需继续使用绷带按压或及时就医明确原因 ·嘱患者测量血压，保证血流充足，防止内瘘血栓形成

续表

注意事项	具体内容
超声诊断	·穿刺前必须经过超声检查,再次明确吻合口位置、动静脉血流方法,排除血栓、血肿、狭窄等并发症
穿刺护士要求	·经过严格培训、考核通过,具备内瘘使用前评估、常见穿刺并发症处理能力后,方可独立进行患者穿刺

※ 3. AVG术前准备和术后护理

分 类	具体内容
术前准备	·血管彩超、胸片、心电图、超声心动图、抽血等,了解患者血管内径、心肺功能、凝血状况 ·手术日清洁术侧肢体,必要时备皮 ·术前1周预防性使用广谱抗生素
人造血管选择	·常规直径6mm人造血管,根据患者血管情况和年龄做适当调整

续表

分　类	具体内容
术后护理	·术后 1 周清洁卫生，防止感染
	·术后肿胀（血清肿） ·多在术后 1～3 天开始，持续 3～6 周，可自行消退 ·术后早期，袖口宽松，2～3 天内抬高术侧肢体 ·局部红肿明显，用 50% 硫酸镁溶液湿敷/远红外线照射
	·伤口敷料不宜包扎太紧太厚，以能扪及瘘管震颤或听到血管杂音为宜

分　类	具体内容
术后护理	·术后3～5天，活动造瘘肢体 ·适当做握拳或腕关节运动可促进血液循环，防止血栓形成 ·高凝患者应遵医嘱服用抗凝剂
	·检查人造血管功能状态 ·用非手术侧手触摸手术侧的静脉处，若扪及震颤或听到血管杂音，则提示血管通畅
	·及时调整干体重，防止发生透析中低血压造成血管闭塞
	·养成良好卫生习惯，手臂勿受压，定时触摸有无震颤，控制水分摄入 ·定期监测凝血指标，检查血管功能 ·局部血肿时指压、冰敷、多磺酸黏多糖乳膏按摩

学习笔记

学习笔记

学习笔记

第五部分

经皮腔内血管成形术

※ 1. 经皮腔内血管成形术的定义及适应证

分 类	具体内容	配 图
定 义	·通过皮肤表面穿刺血管 ·送入球囊扩张导管 ·对血管的狭窄部位进行扩张 ·使狭窄部位矫正至正常血管内径	 血管支架植入治疗狭窄血管
优 点	·定位准确、简便 ·创伤小、安全性高 ·并发症少、恢复快	 扩张术前　扩张术后
适应证	·因反复穿刺，导致血管硬化、狭窄、血栓形成等，致使透析血流量下降、透析不充分，给治疗带来困难	 扩张术前　扩张术后

5

※ 2. 经皮腔内血管成形术术后常见并发症

分　类	具体内容
血栓形成或栓塞	·多由扩张时的动脉内膜损伤，或血液肝素化不够以致血液处于高凝状态和血管痉挛等原因引起。内瘘血栓破碎或软化，导致肺部栓塞或肱动脉栓塞等，血栓形成是介入治疗术后的严重并发症 ·密切监测肢体血液循环情况，观察皮肤颜色、温度、感觉、肌力及内瘘动脉搏动 ·注意有无 "5P 征"，即疼痛（pain）、麻木（parasthesia）、运动障碍（paralysis）、无脉（pulse less）、苍白（pale），这是动脉栓塞的典型症状
出血	·术后压迫止血不牢、止血器应用不当或围手术期应用大量抗凝药物，可导致局部出血、皮下瘀血，严重时出现局部血肿 ·血肿处理：24 小时内冷敷，24 小时后用湿热敷，促进血肿消散、吸收，并予以多磺酸黏多糖乳膏轻轻按摩，血肿一般 1 周左右消退

学习笔记

学习笔记

第六部分

血管通路相关使用工具篇

※ 1. 血液透析患者重复血流量测定方法

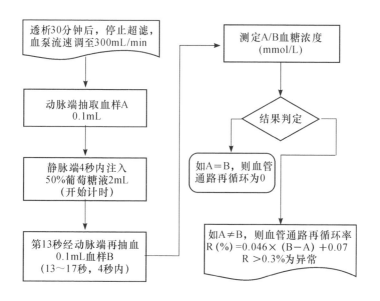

血液透析患者重复血流量测定方法流程图

表2　血液净化治疗（HD/HDF/HF/CRRT/HP）枸橼酸抗凝血液标本采集规范

抗凝方式	治疗模式	采集时间点	采集部位	采集方法	配图
枸橼酸抗凝	HD/HDF/CVVHD*/CVVHDF*	1.上机前（1个）	透析导管动脉端	消毒透析导管，使用5mL注射器抽出3～5mL血液，再使用2mL注射器从动脉端采集1～2mL血液标本	
		2.上机30分钟（2个）	A.透析器前红色采血点 B.肝素帽采血点	A.正常治疗模式下采集 B.停止枸橼酸输注，停止超滤，旁开透析／置换液，将血流速度减慢至100mL/min，15～30秒后采集	
		3.下机前（1个）	肝素帽采血点	下机前5分钟，停止枸橼酸输注，停止超滤，旁开透析／置换液，将血流速度减慢至100mL/min，15～30秒后采集	
	HF/CVVH*/HP	1.上机前（1个）	透析导管动脉端	消毒透析导管，先使用5mL注射器抽出3～5mL血液，再使用2mL注射器从动脉端采集1～2mL血液标本	
		2.上机30分钟（2个）	A.透析器后蓝色采血点 B.肝素帽采血点	A.正常治疗模式下采集 B.旁开透析／置换液，将血流速度减慢至100mL/min，15～30秒后采集	
		3.下机前（1个）	肝素帽采血点	下机前5分钟，旁开透析／置换液，将血流速度减慢至100mL/min，15～30秒后采集	

注：＊指针对 CVVH/CVVHD/HDF 治疗，以常规 8 小时治疗为例，采集标本时间节点分别是：上机前，即 0 小时（透析导管动脉端）；治疗开始后 30 分钟，2 小时、4 小时、6 小时（A、B 两点），8 小时（透析导管动脉端）。如果在治疗过程中调整构橼酸浓度，则在治疗方案调整后 1 小时进行上述 A、B 两点的静脉血气测定，之后每 2 小时进行一次上述 A、B 两点的静脉血气监测

※ 3. 超声引导下困难动静脉内瘘血管穿刺

分 类	具体内容
适应 场景	（穿刺前物理评估动静脉内瘘血管） · 血管内径较细 · 血管位置较深 · 血管血流充盈较差
穿刺 准备	· 超声准备： ①调整图像深度，将目标血管尽可能调整至超声屏幕正中 ②调整图像解析度，保证目标血管显示清晰、突出 ③确定探头左右移动与图像左右移动一致 · 体位准备：动静脉内瘘手臂平放在穿刺平台，便于操作者穿刺 · 血管准备：穿刺前使用止血带阻断近心端血管，利于血管充盈
穿刺 步骤 图片	· 横断面穿刺： ①超声探头与针尖斜面呈 90° ②看到针尖，超声先行 ③血管前壁凹陷，果断进针，伴随脱空感 · 血管前壁受到针尖压迫时凹陷变形——针尖即将穿入血管征象 血管前壁凹陷横断面　　　　　血管前壁凹陷纵切面

学习笔记

学习笔记

第七部分

血管通路相关图片

※ 1. 动静脉内瘘穿刺相关操作图片

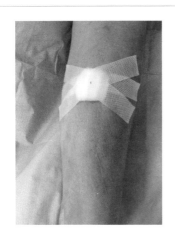

拔针后穿刺点棉球固定压迫

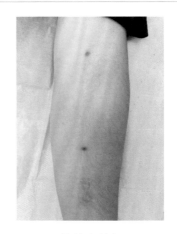

钝针穿刺点

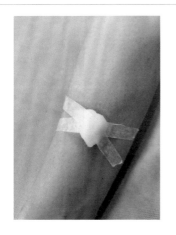

钝针穿刺前湿敷

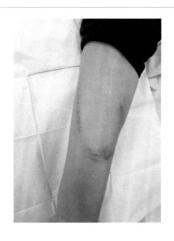

人造血管绳梯样穿刺

※ 2. 动静脉内瘘相关并发症图片

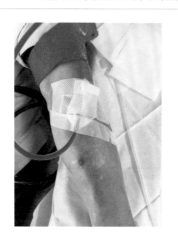

钝针穿刺点感染

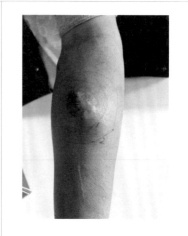

内瘘穿刺处感染

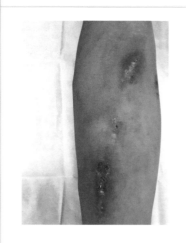

内瘘穿刺处局部过敏伴感染

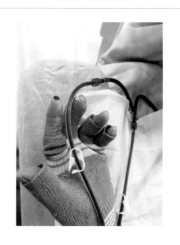

内瘘穿刺侧指端钙化防御病变

续表

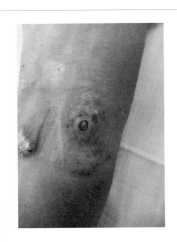

内瘘穿刺区域感染

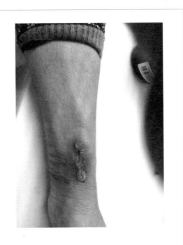

内瘘术后吻合口感染

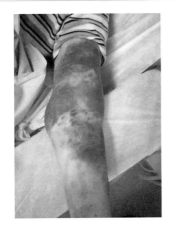

内瘘血管穿刺意外导致血液外渗

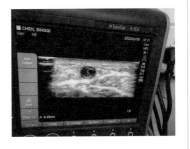

内瘘血管内血栓形成的超声显示

续表

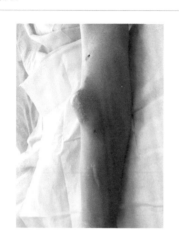

区域穿刺致真性动脉瘤

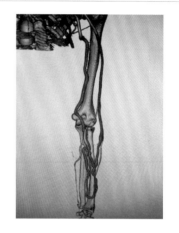

CT下显示内瘘Ⅰ型狭窄

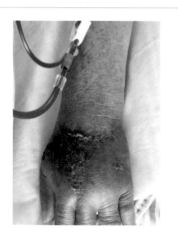

瘀血性溃疡

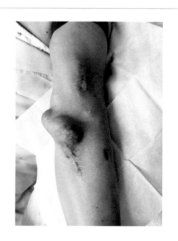

穿刺不当导致真性动脉瘤

续表

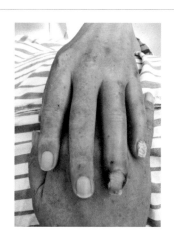

人造血管指端缺血坏疽

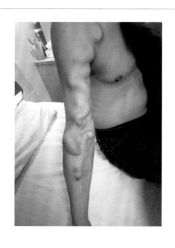

头静脉弓狭窄导致瘤样扩张

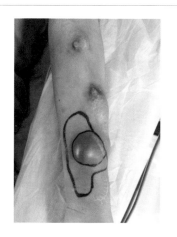

吻合口动脉瘤合并感染

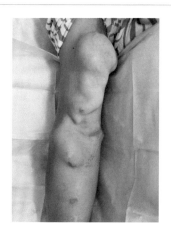

中心静脉狭窄致动脉瘤

※ 3. 血液透析中心静脉留置导管相关图片

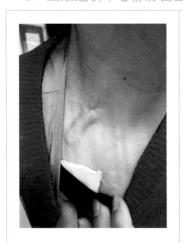

隧道局部感染

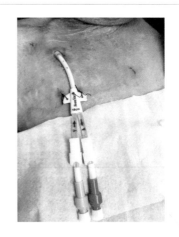

导管涤纶套脱出

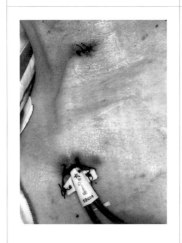

导管缝线反应

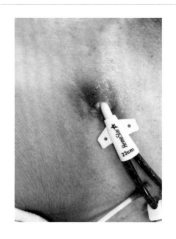

导管出口感染

续表

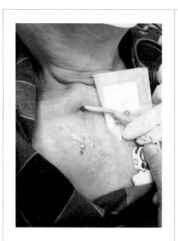

导管出口处肉芽增生

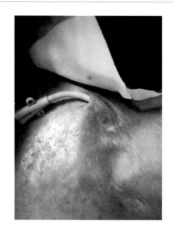

导管出口周围皮肤过敏

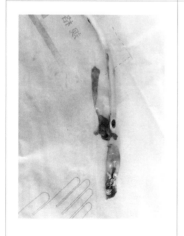

导管前段纤维鞘

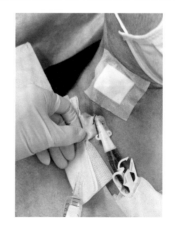

导管隧道口感染局部冲洗

续表

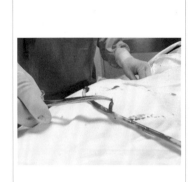

导管外壁纤维鞘

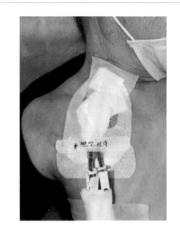

导管无菌敷贴包扎

学习笔记

学习笔记

缩略词表
（按缩写字母排序）

英文缩写	英文名	中文名
AVF	autogenous arteriovenous fistula	自体动静脉内瘘
AVG	arteriovenous graft	移植物动静脉内瘘
CDU	color doppler ultrasound	彩色多普勒超声
CKD	chronic kidney disease	慢性肾脏病
CRBSI	catheter-related bloodstream infection	导管相关性血流感染
CTA	computed tomography angiography	计算机断层扫描血管造影
CVC	central vein catheter	中心静脉导管

续表

英文缩写	英文名	中文名
DSA	digital subtraction angiography	数字减影血管造影
HAIDI	hemodialysis access induced distal ischemia	透析通路相关性肢端缺血综合征
HD	hemodialysis	血液透析
MHD	maintenance hemodialysis	维持性血液透析
MRA	magnetic resonance angiography	磁共振血管成像
NCC	non-cuffed catheter	无隧道和涤纶套的透析导管
PICC	peripherally inserted central catheter	经外周静脉穿刺中心静脉导管
PTA	percutaneous transluminal angioplasty	经皮腔内血管成形术
TCC	tunnel-cuffed catheter	带隧道和涤纶套的透析导管
VA	vascular access	血管通路

参考文献

[1] 陈香美.血液净化标准操作规程[M].北京：人民军医出版社，2010.

[2] 崔岩.实用血液净化护理手册[M].北京：人民军医出版社，2013.

[3] 符霞.血液透析护理实践指导手册[M].北京：人民军医出版社，2013.

[4] 过湘钗.血液净化护理专科实践[M].北京：人民卫生出版社，2020.

[5] 何强，金其庄.血液净化血管通路建立与维护[M].北京：人民卫生出版社，2019.

[6] 金其庄.中国血液透析用血管通路专家共识（第2版）[J].中国血液净化，2019，18（6）：365-381.

[7] 文艳秋.实用血液净化护理培训教程[M].北京：人民卫生出版社，2010.

[8] 肖光辉.血液净化通路一体化管理手册[M].北京：北京航空航天大学出版社，2018.

[9] 叶朝阳 . 血液透析血管通路技术与临床应用 [M]. 上海：复旦大学出版社，2010.

[10] 叶有新 . 血液透析血管径路的建立与维护新进展 [M]. 北京：军事医学科学出版社，2014.

[11] 尤黎明 . 内科护理学 [M]. 5 版 . 北京：人民军医出版社，2012.

[12] 中华护理学会血液透析专业委员会 . 血液透析用血管通路护理操作指南 [M]. 北京：人民卫生出版社，2015.

[13] Wilmink T. Vascular access: clinical practice guidelines of the European Society for Vascular Surgery[J]. European Journal of Vascular & Endovascular Surgery, 2018, 55（6）: 753–754.

学习笔记

学习笔记

学习笔记

学习笔记